AF312821

SECONDE
LETTRE

D E

M. JANIN DE COMBE BLANCHE,

A M. CADET,

Apothicaire de Paris, Membre de l'Académie Royale des Sciences, Commiffaire des objets de Salubrité, &c.

Prétendre que la vapeur des latrines eft acide, c'eft prononcer contre l'expérience; elle démontre qu'elle eft alkaline, & très-dangereufe à refpirer : enfin, elle démontre que la chaux & les alkalis fixes augmentent l'énergie du mephitifme, tandis que les acides le détruifent.

Je fais profeffion de ne rien avancer, fans preuve certaine.

P A S C A L.

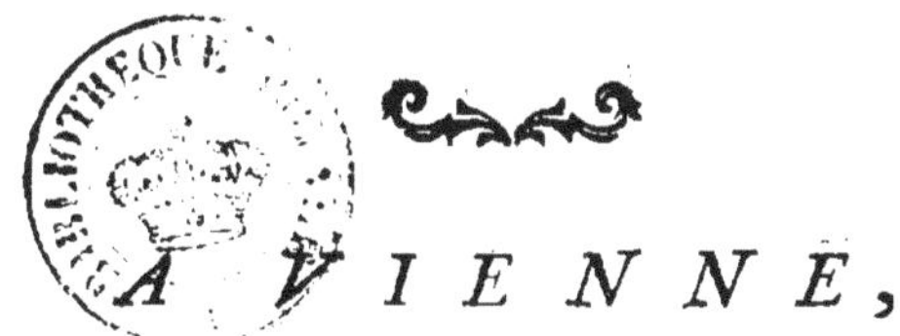

A VIENNE,

Et fe trouve,

Chez LES PRINCIPAUX LIBRAIRES.

M. DCC. LXXXIII.

AVEC APPROBATION ET PERMISSION,

APPROBATION
DU CENSEUR ROYAL.

M. le Lieutenant Général de Police, à Lyon, m'ayant invité à cenfurer un manufcrit intitulé : *Seconde Lettre de M. Janin de Combe Blanche, à M. Cadet, de l'Académie Royale des Sciences de Paris, &c.*, j'ai fcrupuleufement examiné fi dans la chaleur de la difcuffion laborieufe où l'auteur eft entré des opinions de diverfes perfonnes confidérables, il n'étoit pas forti des égards perfonnels que nos mœurs & nos loix réclament. Sous ce point de vue, il me paroît que cet ouvrage ne contient rien qui puiffe en empêcher l'impreffion. A Lyon, ce 3 décembre 1783.

Signé BRISSON.

PERMISSION.

Vu l'approbation du Cenfeur royal, permis d'imprimer, par nous Maire & Echevin, Lieutenants Généraux de police, & à la charge de fe conformer aux réglements concernant la librairie. A Vienne, ce 6 décembre 1783.

Signés GINET, Maire ; RONIN ; RIGOLLIER.

LETTRE A M. CADET.

LE journal de phyfique, novembre 1782, a annoncé
que M. *Lavoifier* a reconnu que *la vapeur des fojjes eft
acide ; que les acides verfés fur cette matiere dégagent
une énorme quantité de gas acide méphitique, & que les
alkalis caujliques retiennent au contraire ce gas ;* tandis
que vous, Monfieur, vous avez fait imprimer que le
vinaigre neutralife l'alkali volatil des latrines. Des
affertions fi contradictoires font une forte préfomption
qu'un de vous deux eft dans l'erreur. Pour diftinguer
le vrai du faux, ayons recours aux flambeaux de l'expérience & de l'obfervation, nos feuls & uniques guides
dans les ténebres qui nous environnent. Je vous ai
prouvé, dans ma précédente lettre, par des faits
nombreux, que la matiere putride fournit abondamment de l'alkali volatil, qui eft la caufe efficiente de la
puanteur. Je vous ai prouvé que *les alkalis caujliques*
augmentent l'infection, en développant ce fel volatil;
puifque M. *Lavoifier* foutient la négative : ceci mérite
d'être bien examiné. Quant à vous, Monfieur, vous
êtes convenu que les matieres putrides font alkalines ;
bien plus, lorfque M. *Roderer* vous a foutenu que la bile
étoit acide, vous avez conftaté, par un nombre d'expériences inférées dans les mémoires de l'académie
1769, qu'elle eft alkalefcente ; entre autres *vous avez
eu la patience d'examiner, de quart d'heure en quart-
d'heure, l'effet de la bile fur le papier bleu, jufqu'à
ce qu'elle fût parvenue à la fermentation putride ; vous
n'avez pu trouver,* affurez vous, *un inflant où elle l'ait
rougi, & où par conféquent elle ait pu être foupçonnée*

de la plus petite acidité. Or, perfonne n'ignore que la bile abonde dans la matiere fécale. *La vapeur alkaline de l'urine,* dit la fociété de médecine, *devient fenfible à la vue, en approchant un flacon d'acide fulfureux ; l'acide en la neutralifant, la change en fumée très-vifible, & ce changement eft d'autant plus rapide, que l'alkali eft plus développé.* Procédez à cette expérience fur la vapeur des latrines, l'union de l'acide & de l'alkali volatil fera fi frappante, par un nuage blanchâtre, qu'elle vous prouvera, fans réplique, que la vapeur des foffes n'eft pas acide ; le gas inflammable des latrines n'eft pas du tout acide, d'après le témoignage de la fociété de médecine. Quant à la maffe putride, il eft certain qu'elle ne contient point d'acide; le célebre M. *Macquer* nous en fournit la preuve. *Les matieres des foffes d'aifance,* dit-il, *devroient contenir une quantité énorme d'acide nitreux, cependant il n'en eft rien ; car ces matieres, quelque vieilles qu'elles foient, ne font point nitrées, lorfqu'on les retire de leurs foffes, euffent elles cent ans & plus d'antiquité.* Un autre membre de l'académie, M. *Cornette,* fournit une nouvelle preuve que les matieres putrides n'ont pas la moindre acidité, pas même lorfque la putréfaction eft finie.

Depuis plus de huit ans, on avoit mis, dit-il, *dans un pot de terre verniffé, des matieres animales, on avoit enterré ce pot ; lorfqu'il fut retiré, on délaya, dans l'eau, la terre qui en provint, elle avoit perdu toute fa mauvaife odeur, figne certain que la putréfaction étoit achevée ; la liqueur mife en évaporation, n'a donné aucun indice de l'exiftence du falpêtre.* On ne prouvera jamais, dit *Meyer,* que l'alkali volatil foit la partie conftitutive de l'acide nitreux.

Tom. III, p. 491.

Ibid. t. I, p. 192.

Dict. de Chim. t. III, p. 19.

Mém. fur le falp. p. 10. Effai chim. p. 366.

Toutes ces autorités, tous ces faits concourent à prouver, en y réunissant ceux contenus dans ma précédente lettre, que la matiere des fosses est alkalescente. Où est donc l'acide méphitique que M. *Lavoisier* prétend exister dans les matieres putrides ? Il ne s'agit pas ici d'opinion, car la chimie, dit M. *Baumé*, est entiérement fondée sur l'expérience. Voyons donc sur quelles expériences est fondée celle de M. *Lavoisier* : dans son rapport de 1776, il a dit qu'*aucun chimiste n'a pu saisir dans l'urine putride le moment d'acidité ; au contraire, elle donne des signes d'alkalescence.* Tandis que dans son rapport de 1778, il a avancé que *la matiere des fosses est acide*, & cela avec si peu de fondement que les expériences qu'il y a inférées prouvent évidemment le contraire : les voici.

Chimie expér., t. I, avertissem., p. iij.

Recueil de mém. sur le salp., p. 391.

Premiere expérience. M. Lavoisier *fit mettre de la vanne dans une tinette, il y versa de l'esprit de vitriol, il se fit sur le champ une violente effervescence*, p. 93. Qu'a-t-il conclu de cette expérience ? *La présence, dit-il, des alkalis dans la matiere des fosses, est démontrée par l'effervescence étonnante, que cette matiere fait avec l'esprit de vitriol*, pag. 99. Cette conclusion est diamétralement opposée à ce que M. *Lavoisier* a lu à l'académie en 1782. Je le prie de m'expliquer comment les acides, versés dans les fosses, peuvent dégager une énorme quantité de gas acide méphitique, puisqu'il a prouvé une seconde fois le contraire dans son rapport de 1778 ; il y est dit que *l'acide vitriolique diminua l'odeur des gadoues, au dire même du peuple assemblé, qu'il consulta sur cette question de fait*, pag. 93. Donc les acides ne dégagent pas une *énorme quantité de gas acide méphitique ; au contraire, ils diminuent l'odeur, au dire même du peuple ;* c'est ainsi qu'il a accumulé les preuves qui le mettent en contradiction avec lui-même.

Seconde expérience. On remplit un gobelet d'eau de chaux , qu'on suspendit pendant un quart d'heure sur la surface de la matiere , sans qu'il y eût de précipitation , pag. 88. Pourquoi cela ? *Parce que les alkalis fixes ou volatils* , dit le savant M. *Macquer , ne précipitent nullement l'eau de chaux ;* M. *Lavoisier* a fait plusieurs expériences qui le prouvent : donc *la présence des alkalis , dans la matiere des fosses , est démontrée ;* cependant ce chimiste soutient qu'elle est de nature acide. Cela est si contradictoire , que l'académie a fait imprimer en 1700 , que les moindres acides précipitent l'eau de chaux. M. *Macquer* est de ce sentiment. Il n'y a donc pas *le moindre acide* dans les fosses ; car , au témoignage de M. *Lavoisier , l'eau de chaux ne s'y est pas précipitée.* Voilà six preuves péremptoires contre lui , & toutes les six sont fournies par M. *Lavoisier.*

Troisieme expérience. De la chaux en poudre a dégagé *de la vanne* l'alkali volatil , page. 91. La conséquence que M. *Lavoisier* a tirée de cette expérience de la chaux , qui est un *alkali caustique* , mérite d'autant plus d'attention , qu'elle renverse de fond en comble (en hypothese , de l'acide qu'il prétend exister dans les latrines.

La mitte , dit M. *Lavoisier , est un picotement douloureux dans les yeux , qui deviennent rouges & enflammés. Cet accident n'est vraisemblablement occasioné que par l'alkali volatil ; ainsi , loin que la chaux puisse garantir de la mitte , elle doit au contraire l'augmenter , parce qu'elle décompose les sels urineux ammoniacaux contenus nécessairement dans la matiere*

Dict. de chimie, t. I, p. 367.

Opuscule chimique, p. 243.

Dict. de chim. , t. II, p. 282.

fécale, pag. 105. Donc la vapeur méphitique des fosses n'est pas acide. M. *Lavoisier* vient de nous démontrer qu'elle est alkaline, & que l'alkali volatil cause des accidents graves, tels que la mitte, l'asphyxie & la mort. M. *Cadet* l'a prouvé, en faisant périr des oiseaux & un chat, qu'il a exposés un instant à cette vapeur : nombre d'ouvriers en ont été les victimes ; & comme je marche dans une autre route que ces Messieurs, je n'avance rien sans preuve. Il résulte de tous ces faits, que *les alkalis caustiques ne neutralisent point la vapeur méphitique.* L'académie en est si persuadée, qu'elle a dit dans son rapport de 1779 : *si après l'ouverture de la fosse, on y répand de la chaux, il ne faut y descendre pour travailler qu'après un temps suffisant, pour que la réaction de ce mélange soit finie.* Pourquoi indique-t-elle cette précaution ? Parce qu'elle connoît les funestes effets de l'alkali volatil putride. Cela est si vrai, qu'elle ajoute : *il n'est pas besoin de dire qu'il seroit dangereux de jeter de la chaux dans une fosse où il y auroit des personnes asphyxiées,* pag. 19. Elle a raison, car le développement d'une plus grande masse de l'alkali volatil acheveroit de les tuer d'autant plus promptement, que *l'alkali volatil, dégagé par la chaux,* dit M. *Macquer, produit des irritations, des corrosions assez violentes sur les organes des animaux pour les rendre malades, & même pour les faire périr.* Ce danger est si éminent, que M. *Cadet* assure que *la chaux vive dissipe tout l'alkali urineux ; la puanteur augmente, sur le champ, au dernier degré ; mais tout est passé,* dit-il, *au bout de deux jours.* MM. *Baumé* & *Cornette* ont vérifié que la chaux développe encore six mois après sa projection l'alkali volatil de la masse putride : donc

Opuscul* chim. p. 234.

Rapp. de 1778, p. 71.

Dict. de chim. t. III, p. 273.

Inftit. de chimie, t. I, p. 170.

A 4

l'alkali putride ne peut être évaporé en deux jours par l'action de la chaux ; donc il est dangereux d'en verser dans les latrines dans l'inftant qu'on veut y travailler ; c'eft donc avec connoiffance de caufe que la fociété de médecine a publié que *les alkalis ne neutralifent point le gas méphitique*, tom. I, pag. 105 ; ce qui eft confirmé par ce que M. *Lavoifier* a inféré dans fon rapport de 1778. *A l'égard de la chaux, dit-il, il en faut une trop grande quantité pour faturer le principe odorant : pendant la faturation, ces émanations infecleront toujours le voifinage*, p. 108, *en décompofant les fels urineux ammoniacaux d'où réfulte l'alkali volatil : ainfi, loin que la chaux puiffe garantir des accidents, elle doit au contraire les augmenter*, pag. 105. Comment, après un aveu auffi pofitif, M. *Lavoifier* a-t-il pu avancer que les *alkalis cauftiques*, tels que la chaux, *détruifent le gas méphitique ?* Mais fon rapport de 1776 prouve le contraire ; car il a dit que M. *Simon* a reconnu que *la chaux accelere la putréfaction de l'urine*. Elle ne peut accelerer la putréfaction, & détruire le gas méphitique.

Cette contradiction eft fi frappante, que je ne conçois pas comment un chimifte tel que M. *Lavoifier*, a pu y tomber ; c'eft d'autant plus étonnant, qu'il a. eu fous fes yeux, en qualité de commiffaire, le mémoire de M. *Cornette* en 1779. Il y a lu qu'un mélange de chaux & d'urine, *a développé pendant fix mois une odeur très forte d'alkali volatil*, p. 42. Il y a lu encore *qu'un mélange de huit onces de fel ammoniacal vitriolique, de fix livres de chaux éteinte, & de fix livres de crottin de cheval*, pag. 14, *a produit, pendant fix mois, une odeur très-fétide & très-défagréable*, pag. 15, odeur que M. *Cornette* qualifie

de *nuifible*, pag. 57 : la chaux ne remédie donc point
à la vapeur putride, puiſqu'elle la développe ; elle ne
remédie point non plus au phlogiſtique ou principe
inflammable qui s'exhale ſans ceſſe des foſſes, d'après
le témoignage de M. *Lavoiſier* ; car les alkalis dit
M. *Macquer*, ſont incapables de fixer le gas inflammable. La ſociété de médecine eſt de ce ſentiment.
Vos expériences ont mis cette vérité en démonſtration : vous avez pénétré de chaux la matiere des
lâtrines ; cela n'a pas empêché la vapeur de prendre
feu, & de former au deſſus du fourneau ventilateur
une flamme qui étoit un brandon conſtant qui s'éle-
voit à deux ou trois pieds, *ibid.* pag. 33. M. *Lavoiſier*
ne peut l'ignorer, puiſqu'il l'a conſigné dans ſon rapport de 1778, pag. 73. Si la chaux & les alkalis
fixes détruiſoient la vapeur méphitique, M. *Lavoiſier*
auroit-il dit, dans le même rapport, *les foſſes où l'on
fait couler l'eau des blanchiſſeuſes, ſont plus dange-
reuſes que celles dont les matieres ſont homogenes*,
pag. 54 & 63 ? Il ſait très-bien que le ſavon eſt un
compoſé d'alkalis fixes ; néanmoins ce chimiſte les a
déclarés, avec juſte raiſon, *dangereux* ; & actuellement
il prétend qu'ils remédient au mephitiſme, tandis que
vous avez fait imprimer en 1778 que l'eau des blanchiſſeuſes accroît le méphitiſme. Il y a apparence que
M. *Lavoiſier* avoit perdu votre ouvrage de vue, ainſi
que ſon rapport de 1776 & 1778, enfin il avoir perdu
de vue l'ouvrage de M. *Cornette*, & *ſes opuſcules chimiques*, dans leſquelles il a inſéré un nombre d'expériences qui achevent de le convaincre que ce qu'il a
avancé en 1782, eſt en oppoſition avec ſes propres
expériences & celles des auteurs que je viens de lui
oppoſer. C'eſt par elles que j'ai prouvé, & par les

Rapp. de 1778, p. 98.

Dict. de chim. t. II, p. 646. Mém. de 1776, p. 192.

Obſ. ſur les foſſes, P. 31.

conféquences qu'en a déduites M. *Lavoifier*, que *les alkalis cauftiques*, bien loin de détruire la vapeur méphitique des foffes, en augmente au contraire les dangereux effèts. Les expériences de MM. *de Laffone, Macquer, Cornette, Baumé, Simon & de Fourcroy*, achevent de le prouver. Les vôtres ne fouffrent point de réplique. Il me refte à lui oppofer des faits irréfiftibles ; mais auparavant, il faut favoir fi la chaux a eu plus de fuccès fur le gas méphitique crayeux. Ouvrons les *opufcules chimiques* de M. *Lavoifier* ; il y a configné les faits & les réfultats.

Afin d'avoir un point fixe de comparaifon, ce chimifte a d'abord fait des expériences fur ce gas méphitique. Première expérience. Il y a introduit *un jeune moineau ; à peine avoit-il atteint le fond du bocal, qu'il eft tombé fur le côté ; il n'a pu le rappeller à la vie*, pag 303. Seconde expérience. *Un rat y a péri avec une efpece de mouvement convulfif*, ibid. Troifieme expérience. *Un moineau, une fouris & un rat y font morts prefque fur le champ*, ibid. Quatrieme expérience. *Une bougie ou une chandelle allumée, à peine étoit-elle parvenue à l'orifice du bocal, qu'elle s'eft éteinte en un clin d'œil.* Cinquieme expérience. *Un charbon ardent, plongé dans le même air, y devint noir fur le champ*, ibid. Après ces expériences, M. *Lavoifier* a procédé à celles que voici. Sixieme expérience. *Lorfque le gas méphitique*, dit-il, *ayant été dépouillé de fa partie fixable par la chaux, il y a introduit un jeune moineau : au bout d'une demi-minute, fa refpiration a paru difficile ; il ouvroit le bec, & au bout d'une minute, il eft tombé fur le côté*, pag. 309. Septieme expérience. *Une petite bougie que M.* Lavoifier *a defcendue dans ce gas, s'y eft éteinte à l'inftant*, pag. 301. Huitieme expérience. *Un rat ayant été mis dans cet air, y a demeuré affez tranquillement dans le premier inftant, enfuite il a paru fouffrir ; au bout de trois ou quatre minutes, il eft refté fans mouvement & comme mort,* pag. 312. Neuvieme expérience. *Une bougie allumée, plongée dans le même air, s'y eft éteinte à l'inftant,* pag. 313. M. *Lavoifier* obferve que *la quantité d'air fixe, pour remplir le bocal, s'eft trouvée de* 120 *pouces, & que l'eau de chaux en avoit abforbé* 54 *pouces,* ibid. Ainſi ce gas méphitique devoit être certainement bien faturé de chaux. Voyons s'il a détruit les dangereux effets du méphitifme. Dixieme expérience. *Le même rat fut introduit dans cet air par M.* Lavoifier. *Il a paru, dit-il, y fouffiir beaucoup davantage ; en moins d'une minute, il eft tombé fur le côté ; M.* Lavoifier *l'a retiré, mais il étoit mort,* pag. 314. Onzieme expérience. *Une fouris introduite dans cet air, y a péri en un tiers de minute,* ibid. L'ouvrage de M. *Lavoifier* eſt un regiſtre mortuaiie des animaux qu'il a faits mourir dans le gas méphitique. Malgré tant de preuves du non fuccès des alkalis cauftiques, ce chimifte prétend qu'ils font avantageux contre le méphitifme : mais fes expériences prouvent évidemment le contraire ; les animaux y font morts, les lumieres s'y font éteintes ; que faut-il de plus pour anéantir fon affertion ? Il n'a pas été plus heureux, lorfqu'il a prétendu que la matiere des foſſes eſt acide, puifque fes expériences & les conféquences qu'il en a tirées, ont démontré le faux de ce paradoxe. Malgré tant de faits conftatés, vérifiés pendant plus de cinq années, & imprimés par M. *Lavoifier*, il ne ceſſe de foutenir que *la vapeur des foſſes eſt acide.* Cependant, M. l'abbé *Fontana*, célebre phyſicien, lui a prouvé le contraire ; car il a eſſayé inutilement de faire une eau acidulée avec la vapeur méphitique qui s'exhale des matieres en putréfaction.

Les confreres de M. *Lavoiſier*, MM. *Macquer*, *Baumé*, *Cornette*, *Sage* & *Cadet*, lui ont démontré que la vapeur des latrines n'eſt point acide, qu'elle eſt au contraire un alkali volatil très-dangereux à reſpirer ; enfin, la ſociété de médecine, & pluſieurs de ſes membres, tels que MM. *Mauduit*, *Paulet*, *de Fourcroy* & *Hallé*, lui ont prouvé ; l'un, que l'alkali volatil putride propage la peſte ; l'autre, que cet alkali eſt cauſe mortelle ; M. *de Fourcroy*, que *les alkalis cauſtiques développent une odeur alkaline putride inſupportable, & que cette vapeur tue les animaux, & éteint les corps enflammés.* M. *Hallé* atteſte que l'alkali putride l'a rendu malade.

Ce concours de faits & de preuves n'ont pas empêché M. *Lavoiſier* de ſoutenir, en pleine académie, que la vapeur des foſſes eſt acide, & il l'a ſoutenu malgré que ſes propres expériences lui ont démontré le contraire ; certainement des faits bien conſtatés doivent prévaloir ſur une opinion démentie par toutes les expériences : d'où peut donc provenir l'erreur de M. *Lavoiſier ?* Voici ce qui peut y avoir donné lieu. Depuis que le célebre M. *Prieſtley* a publié ſes expériences ſur l'air fixe, quelques phyſiciens ont cru de le trouver par-tout. M. *Lavoiſier* a imaginé qu'il étoit la cauſe de l'infection des latrines. *L'air fixe,* dit-il, *provient des matieres végétales & animales en fermentation, d'où réſulte l'odeur inſupportable que les tuyaux des commodités répandent en certain temps ; c'eſt-à-*

dire, *lorsque les matieres fermentent & que l'acide se dégage plus ou moins abondamment.* Comment a-t-il pu hasarder un tel paradoxe, puisque *l'eau de chaux* lui a prouvé que ces matieres n'ont pas la moindre acidité ? Un des confreres de M. *Lavoisier* va lui démontrer son erreur. *L'air qui a servi à la respiration des animaux*, dit M. Macquer, *celui dans lequel se fait la putréfaction, devient plus ou moins gaseux & méphitique, & sur-tout pernicieux aux animaux ; mais comme ces fluides aériformes sont des émanations de plusieurs substances hétérogenes, ils different à plusieurs égards de l'air fixe.* Cette différence est telle que *les animaux qui périssent dans l'air fixe*, dit-il, *n'éprouvent ni larmoiement ni toux ;* tandis que l'alkali volatil, *qui accompagne l'odeur des matieres putréfiées des cabinets d'aisance, excite la toux, & irrite les yeux au point d'en tirer des larmes.* Voilà d'abord des signes qui les distinguent ; mais les vapeurs putrides different à tel point de l'air fixe, que M. Macquer affirme qu'*en qualité d'acide très-volatil, très-pénétrant & aériforme, l'air fixe sature & émousse les principes alkalescents & exhaltés par la putréfaction, fait disparoître en conséquence la mauvaise odeur :* cela est confirmé, dit-il, par l'expérience. Cet exposé est bien différent de ce que prétend M. *Lavoisier.* Pour achever de le convaincre de son erreur, je vous prie de prêter l'oreille à ce que dit à ce sujet l'illustre M. *Priestley.*

La puanteur, dit-il, *prouve assez que ce n'est pas de l'air fixe, car celui-ci a une odeur agréable ; il cause dans la bouche & dans les narines un picotement qui plaît infiniment.*

Tandis que M. *Lavoisier* prétend que *l'odeur agréable* de l'air fixe est de même nature que *l'odeur insup-*

portable des latrines : on voit bien qu'il n'eſt pas heureux dans ſes recherches ni dans ſes comparaiſons. M. *Prieſtley* va achever de le lui prouver.

Ayant *reconnu,* dit-il, *par pluſieurs expériences ; que l'air putride eſt un être tout-à-fait diſtinct de l'air fixe, &* ſachant, *par les expériences du docteur Macbride, que l'air fixe corrigé la putréfaction ;* (M. *Lavoiſier* dira-t-il que l'air fixe augmente la putréfaction ? MM. *Macquer* & *Prieſtley* viennent de lui prouver le contraire ; mais cette différence va être plus frappante par l'expoſé que voici.) *Je fus,* dit encore le ſavant M. Prieſtley, *confirmé dans cette opinion par au moins cinquante ou ſoixante exemples ; dans leſquels l'air rendu nuiſible au plus haut degré, par la putréfaction, fut tellement adouci par un mélange d'air fixe, que les ſouris y vivoient dès-lors très-bien,* tandis qu'auparavant elles y mouroient. Quelle différence ! Que M *Lavoiſier* compare ſes expériences avec celles de M. *Prieſtley.* Un foible acide, tel que l'air fixe, a corrigé l'air putride au point que les animaux y ont vécu très-bien ; au contraire, *les alkalis cauſtiques* n'ont pu empêcher les animaux de perdre la vie dans le gas méphitique, & les lumieres de s'y éteindre : voilà des réſultats diamétralement oppoſés ; néanmoins, M. *Lavoiſier* célebre ceux-ci au détriment des acides qui ont bien réuſſi. J'oſe annoncer que quelques efforts qu'on faſſe, on ne pourra jamais porter atteinte à des faits bien conſtatés, à des faits qui prouvent invinciblement que les acides ſont ſeuls les vainqueurs du méphitiſme. M. *Lavoiſier* n'a pu l'ignorer, puiſqu'il en a parlé nombre de fois dans ſon précis hiſtorique ſur les différents gas, en faiſant mention des expériences de MM. *Macbride, Prieſtley, de Smeth* & *Cavendish.*

Expér. ſur l'air fixe, t. I, p. 128.

On ne peut pas aller contre des faits , dit M. Cornette , *puisqu'ils paroissent si généralement établis ;*
l'acidité de l'air fixe, dit-il, est certaine ; toutes les
expériences le prouvent , tandis que les matieres putri-
des fournissent une odeur très-forte d'alkali volatil ,
pag. 42. Contester des faits c'est se refuser à l'évidence ;
en vain M. *Lavoisier* niera les principes les mieux
démontrés ; en vain contredira-t-il ses propres expériences , & les conséquences qu'il en a déduites , cela
n'empêchera pas que la vérité ne soit la vérité : l'expérience sera toujours contre lui, elle répétera sans cesse.

La présence des alkalis , dans la matiere des fosses ,
est démontrée par l'effervescence étonnante que cette
matiere fait avec l'esprit de vitriol ; ainsi , loin que
la chaux puisse garantir de la mitte (ni de l'asphyxie)
elle doit au contraire l'augmenter , parce qu'elle décom-
pose les sels urineux ammoniacaux , contenus nécessai-
rement dans la matiere fécale , d'où proviennent l'al-
kali volatil & les accidents qui en résultent , pag. 105.

D'après ces principes incontestables , *le vinaigre*
paroît agir plus directement dans l'accident du promb ,
qui est le dernier degré du méphitisme , *ce qui est*
prouvé par l'expérience de M. Lavoisier , pag. 53 :
car , un vuidangeur, *nommé Cholet, fort & bien*
constitué , ayant éprouvé les funestes atteintes de l'odeur
infecte d'une fosse , quoique dans un local très-favo-
rable , & malgré l'emploi des alkalis caustiques , M.
Lavoisier *administra , conjointement avec* M. Cadet ,
du vinaigre à cet asphyxié ; il ouvrit les yeux pour
revoir la lumiere dont il auroit pu être privé à jamais , sans ce merveilleux acide , pag. 95. Nouvelle
preuve que la vapeur méphitique des fosses n'est pas
acide : car , un acide ne peut neutraliser un autre

acide ; cette regle de l'art eſt inconteſtable, *morbi tollentur contrariâ cauſâ. Von-Linné.* Le vinaigre ne dégage donc pas *un gas acide méphitique* ; ainſi que le ſoutient M. *Lavoiſier.* Comment ce chimiſte a-t-il pu haſarder un paradoxe que ſes expériences anéantiſſent ? Comment concevoir qu'ap.ès avoir exalté le vinaigre en 1778, il ait voulu le proſcrire en 1782 ? Il a affirmé que cet acide a détruit le méphitiſme chez *Cholet,* & il prétend aujourd'hui que le vinaigre augmente le méphitiſme : puiſque cet acide rappelle à la vie, il ne peut donc pas la faire perdre. Le vinaigre ou le méphitiſme ont-ils changé de nature ? Ce qui eſt le même, dit *Locke,* n'eſt pas différent.

Voilà le pour & le contre de ce qu'a fait imprimer M. *Lavoiſier,* en 1774, 1776, 1778, & 1782. Il eſt évident qu'il n'a donné d'autre preuve que ſa parole ſur la prétendue acidité de la vapeur des foſſes, tandis qu'il a prouvé irrévocablement, par un bon nombre d'expériences déciſives, que l'alkali volatil putride eſt tres-dangereux à reſpirer, & que le vinaigre en détruit la malignité. Ces faits ſont d'autant plus convaincants, qu'ils ſont tous d'une égale force. Jamais la vérité n'a été étayée par un ſi grand concours de preuves. Néanmoins, M. *Lavoiſier* ſoutient la négative de ſa propre démonſtration. C'eſt donc avec raiſon que l'iliuſtre M. *Prieſtley* a dit à M. *Lav iſier qu'i ſera convaincu de l'imperfection de ſa théorie, & de l'erreur à laquelle elle l'a conduit.*

Expérience ſur l'air fixe, t. III, p. 143.

L'avis de ce grand homme n'a pas produit encore ſon effet. Il nous reſte un moyen pour ramener M. *Lavoiſier* dans le ſentier de la vérité, c'eſt de continuer à lui prouver que les accidents qui ſurviennent dans les foſſes n'ont lieu que par l'alkali volatil putride ;

& que l'emploi de la chaux en augmente le danger.
MM. *Lavoifier* & *Cadet* vont me fournir encore les
faits qui le démontrent.

Le plomb, difent-ils, *ne va jamais fous la mitte &*
l'accompagne toujours. M. *Lavoifier* vient de nous
prouver que la mitte n'a lieu que par l'alkali volatil ;
or fi *la mitte accompagne toujours l'accident du plomb*,
l'afphyxie n'a donc pour caufe que l'alkali volatil.
Mais, quels font les fymptômes de la mitte ? M. *Cadet*
va nous en inftruire.

Dans la mitte, le nez commence à être pris ; à
l'enchiffrenement fe joint bientôt une douleur dans le
fond de l'œil, les paupieres deviennent rouges & en-
flammées, c'eft la mitte fimple. La mitte graffe répand
fur la vue une efpece de voile, l'ouvrier eft un ou
deux jours dans une cécité abfolue, accompagnée de
douleurs & d'inflammations confidérables. Voilà d'abord
les maladies caufées par l'alkali volatil des foffes
dont furent atteints les vuidangeurs pendant vos expériences, en 1778, en préfence de M. *Lavoifier.* Mais
qu'a-t-on fait dans ce temps-là pour les prévenir &
y remédier, lorfque ces infortunés étoient dans la
fouffrance & aveugles ? Rien de favorable. En voici
la preuve. *Nous penfâmes*, dites-vous, *à faire refpirer*
de l'alkali volatil fluor *à des ouvriers qui fortoient de*
la foffe pris de la mitte, page 10 ; *mais ils avoient*
toujours befoin d'aller refpirer l'air quelques minuttes,
avant d'être en état de reprendre leur travail, page 11.
Comment, un chimifte augmentoit le developpement
de l'alkali volatil par l'action de la chaux, & il vou-
loit le neutralifer avec l'alkali volatil ? Il ignoroit
donc la loi des affinités chimiques ? Il ne connoiffoit
donc pas les tables des affinités de MM. *Geoffroi* &

B

 Gellert ? Il ne se rappelloit donc pas le principe d'*Ariftote , contraria contrariis curantur ,* prob. I. Vous n'aviez donc pas lu l'ouvrage de votre confrere M. *Sage ,* fur l'alkali volatil fluor? *Ce même alkali , dit-il , falubre en bien des cas , peut devenir nuifible , fi l'on s'en fert mal-à-propos , lorfqu'il y a , par exemple , des miafmes putrides ,* p. iij ; mais ces non fuccès vous auront fans doute fait revenir de votre erreur. Point du tout. Vous avez toujours eu à la main l'alkali volatil ; plus l'expérience vous démontra que ce moyen étoit *nuifible ,* plus vous en fîtes ufage ; c'eft vous - même qui en fourniffez la preuve. *La mort ,* ditez - vous , *ou afphyxie fubite , n'eft que trop fouvent la premiere impreffion que reçoit le vuidangeur des foffes plombées. Nous leur avons ,* affurez-vous , *fait refpirer de l'alkali volatil , fans nous appercevoir que ce fecours leur ait été d'aucune utilité fenfible ,* p. 12. Comment auroit-il pu l'être, puifque M. *Sage* affirme que ce moyen eft *nuifible* lorfqu'on a à combattre les vapeurs putrides ? vapeurs qu'il déclare alkalefcentes. Nouvelles preuves que l'afphyxie des vuidangeurs n'a pour caufe que l'action fuffocante de l'alkali volatil , ainfi que l'a expérimenté M. *Lavoifier ,* & vous , Monfieur , fur des animaux. Il eft étonnant que les expériences réitérées avec l'alkali volatil , adminiftré contre toutes les regles, pour guérir l'inflammation des yeux , à des ouvriers attaqués de la mitte , ne vous aient pas fait appercevoir que ce moyen étoit contre indiqué ; il eft plus étonnant encore , qu'après avoir fait ufage inutilement de l'alkali volatil , pour rappeller à la vie ces pauvres malheureux , vous ayez perfifté dans votre opinion ; cependant , les ouvrages de MM. *Macquer , Maret ,*

Halles , Macbride , Prieſtley , Paulet , Baumé , Sage
& Cornette auroient dû vous rappeller dans les bons
principes : bien loin de là , vous avez toujours per-
ſiſté à faire uſage des moyens funeſtes. Liſons encore
l'expérience que vous avez faite , pour achever de le
prouver. *Nous eſſayâmes* , dites-vous, *de faire reſpirer un ouvrier à travers une mouſſeline claire ,
imbibée d'alkali fixe ; cette expérience ne lui procura
qu'une incommodité de plus , & le fit remonter plutôt
que les autres , pag 45.*

Voilà bien des preuves démonſtratives que les ouvriers ne ſont malades dans les foſſes que par l'alkali
volatil ; c'eſt donc avec raiſon que M. *Lavoiſier* a
dit : *loin que la chaux puiſſe garantir de la mitte ,
elle doit au contraire l'augmenter ; parce qu'elle dé-
compoſe les ſels urineux ammoniacaux contenus né-
ceſſairement dans la matiere fécale* , p. 105. Si le
méphitiſme des foſſes étoit *de nature acide* , ainſi
que le prétend M. *Lavoiſier* , il eſt certain que l'alkali
fixe & volatil auroit parfaitement réuſſi ; ces drogues
ont été *nuiſibles* ; donc l'opinion de M. *Lavoiſier* eſt
contraire à toutes les expériences ; car malgré l'emploi
de la chaux , les animaux ont perdu la vie dans le
gas méphitique ; les bougies s'y ſont éteintes ; les
vuidangeurs ont été attaqués de la mitte & de
l'aſphyxie. Tous ces événements ont été vus par ſes
yeux , & ils n'ont pu le faire revenir de ſon erreur.

Cependant, *les ſens* , dit l'académie , *ſont la ſeule
voie par laquelle peuvent nous être tranſmiſes les con-
noiſſances de fait & d'expérience , qui ſont la baſe
de la phyſique* 1765. Si les ſens ſont infideles , dit le
chancelier *Bacon* , que deviendra la raiſon la plus
integre ?

M. *Cadet* a fait imprimer à côté des expériences & des faits que nous venons de rapporter , *qu'il a vu le méphitifme des plus mauvaifes vannes réprimé par la chaux & l'action du feu ,* p. 40. Ce que nous venons de lire , prouve évidemment le contraire ; mais puifqu'il contredit fon propre aveu , joignons ici ce qu'a publié à ce fujet M. *Lavoifier* , dans fon rapport de 1778 , ce qui achevera de faire connoître fi la chaux remédie au méphitifme.

Un ouvrier , dit-il , fut attaqué par le plomb & fortit de la foffe. Un fecond ouvrier ne s'en tira qu'à l'aide de fes camarades. Enfin , un troifieme y tomba fans connoiffarce , pag. 76. *La vanne épuifée , le premier ouvrier qui defcendit dans la foffe fut attaqué de la mitte & du plomp. Le fecond ouvrier eut le même fort ,* pag. 81. *A une autre foffe , les ouvriers ayant commencé leurs travaux en préfence de MM. Lavoifier & Cadet , un des ouvriers , nommé Cholet , fort & bien conftitué , tomba fans connoiffance ; on le tranfporta hors le cabinet du ventilateur ,* pag. 95. Deux feules expériences préfentent fix ouvriers qui ont été afphyxiés en 1778 , & cela malgré l'emploi des alkalis cauftiques , & l'on foutient qu'ils font avantageux ; mais voilà des faits qui atteftent le contraire. Bien plus , M. *Gardane* affure qu'il a vu *des ouvriers qui , fans avoir été afphyxiés , ont eu les jambes perclues.* L'événement de la foffe de la rue des Gravilliers à Paris , qu'on a voulu réparer le 19 juillet 1781 , prouve encore que la chaux ne remédie point au méphitifme , puifque plufieurs maçons y furent afphyxiés : l'un d'eux n'a pu être rappellé à la vie. Journal Encyclopédique , premier feptembre 1781. Le ventilateur , le feu & la chaux n'ont donc pas détruit

Cathéchifme
fur les afph.
pag. 112.

le méphitifme de toutes ces foffes. Ces moyens n'ont
pas été plus heureux à l'égoût de la porte Saint-Antoine,
le 8 juin 1781 , puifque, au rapport de M. Gardane ,
*quatre ouvriers en font morts , & cinq autres ont
manqué d'être afphyxiés* , ibid. pag. 67. Malgré cette
cruelle cataftrophe , & quoique vous euffiez multi-
plié les fourneaux , chargé de feu & augmenté la
chaux , M. Gardane dit *que de fept ouvriers , quatre
ont manqué d'en être la victime. Mais* , direz-vous ,
*pourquoi de fept ouvriers , quatre feulement ont - ils
manqué d'être afphyxiés ?* M. Gardane répond :
c'eft que *des trois reftants , l'un étoit forti cinq minuttes
avant l'accident , & les deux autres , l'un étoit à côté
du fourneau & l'autre le conduifoit* , ibid. pag. 68.
Cet expofé prouve que le feu n'a d'action que dans
la fphere circonfcrite de fon activité , & rien au delà.
Faites attention que ce n'eft point en raifon de la
chaleur qu'il agit contre la vapeur méphitique , mais
par l'acide qu'il dégage des corps combuftibles. Voici
une nouvelle preuve. Les caves de plufieurs maifons , voifines du cimetiere des Innocents , furent
infectées par les vapeurs cadavereufes ; *les lumieres ,*
dit M. Gardane , *y furent éteintes , deux tonneliers
manquerent d'y périr , plufieurs pouces de chaux vive
furent étendus fur le fol ; un fourneau ventilateur
rempli de feu y fut placé.* Eh bien! la vapeur infecte
ne fe diffipoit , affure M. Gardane , *que d'autant que
le feu étoit en action ; dès le moment qu'on retiroit
le fourneau , ces fouterrains redevenoient inabordables
à tel point , qu'un contre mur élevé dans l'intention
d'intercepter la moffete , ne produifit aucun effet ,*
ibid. pag. 72. Certainement , vous ne vous infcrirez
pas en faux contre l'écrit de M. *Gardane* , car vous

Exp. fur
l'alkali vol.
de M. Sage ,
p. iv.
    Pringle ,
maladies des
armées, t. II,
p. 172.
    Voyez le
mémoire de
M. le duc de
Chaulnes.

avez annoncé le même événement, avec les mêmes circonstances, dans votre journal de Paris, du 14 décembre 1780. Vous avez dit encore plus que ce médecin; vous y avez inféré que *le mal étoit sans remede* ; c'est donc vous-même qui avez déclaré la chaux & le feu insuffisants contre les vapeurs méphitique? *Le mal étoit sans remede !* Cette déclaration de M. *Cadet* n'a pas besoin de commentaire. Puisque vous n'aviez pas de remede à ce mal, il falloit le chercher; j'ai prouvé qu'il réside dans les acides: c'est par leur moyen que l'illustre M. *de Morveau* est parvenu, à Dijon, à désinfecter une église que les émanations cadavereuses, développées par l'action *de la chaux*, avoient rendue inabordable : c'est par le moyen du vinaigre que le vuidangeur Cholet a revu le jour : c'est par l'acidité de l'air fixe que MM *Macbride, Priestley & Macquer* ont détruit l'alkalescence putride. Enfin, les acides sont si efficaces, que vous-mêmes en avez fourni plusieurs preuves inférées dans les mémoires de l'académie de 1767. Vous y avez annoncé que M. *Macbride* a obtenu *de la bile* un *esprit volatil, qui avoit une odeur fétide, & sur-tout très-piquant ; l'acide vitriolique affoibli*, dites - vous, *a détruit le piquant & la fétidité.* Dans le même volume, on y trouve que vous avez fait des expériences *sur la soude de Varech*, vous assurez en avoir détruit *la mauvaise odeur* avec le plus foible des acides. *Il est aisé de sentir*, dites - vous, *que cette odeur forte & désagréable lui a été enlevée par la crème de tartre*, vous avez donc déclaré les acides anti fétides, votre conviction étoit d'autant plus forte, que vous avez dit, dans vos observations sur les fosses, *que l'acide sulfureux est capable de cor-*

riger let difpofitions putrides de l'atmofphere. C'eſt très-fingulier : vous avez déclaré les acides anti-putrides , & lorſque je les annonce pour tels , vous prétendez qu'ils ne le ſont pas. C'eſt donc avec raiſon que *Moliere* a dit , dans ſon *Mifanthrope :*

> L'honneur de contredire a pour lui tant de charmes,
> Qu'il prend contre lui-même affez ſouvent les armes :
> Et ſes vrais ſentiments ſont combattus par lui ,
> Auffitòt qu'il les voit dans la bouche d'autrui.

Ce n'eſt pas étonnant , lorſqu'on a été à la porte de la plus belle découverte , ſans s'en appercevoir ; & cela , après avoir éprouvé les acides avec ſuccès , & que par une fatalité inconcevable , on a donné la préférence aux alkalis cauſtiques ; drogues qui n'ont pu empêcher les lumieres de s'éteindre dans le gas méphitique , les animaux & les hommes d'y mourir , d'autres d'y être afphyxiés ; on ne revient pas aiſé-ment d'une telle méprife , tant il eſt vrai qu'il eſt facile de tomber dans l'erreur , mais il eſt difficile d'en ſortir. Vous en avez donné une preuve. Enfin , pour me combattre , vous êtes tombé de Carybde en Scylla.

Ce n'eſt pas affez , Monfieur , de vous avoir convaincu par vos propres expériences , par celles de M. *Lavoifier* , & par les expreffions de l'un & de l'autre ; il faut encore vous convaincre tous les deux par des faits irréfiftibles , comparez-les avee vos mal-heureuſes expériences de 1778 , 1780 & 1781 ; enfin , que M. *Lavoifier* les compare avec celles qu'il a faites en 1774..

Rapport *fait à* M. le Noir , *lieutenant-général de police de Paris, le 12 mars 1782, par un inspecteur de police.*

« Monfieur , j'ai l'honneur de vous rendre compte
» que lundi , 11 du courant , rentrant chez moi,
» fur les dix heures du matin , après ma tournée,
» rue neuve Saint-Laurent. Je trouvai un atelier de
» paveurs aux réparations , à la tête duquel étoit
» le nommé *Fleury* , qui relevoit le pavé devant
» la porte cochere du fieur *Citron* , maître Boucher.
» *Je fus faifi de l'odeur fétide qui en fortoit, occa-*
» *fionée par le fang* , qui depuis nombre d'années
» filtroit entre le pavé ; & je trouvai les nommés
» *Mare & Longcham* , compagnons paveurs, *frappés*
» *de cette odeur :* le premier , *aux yeux & à la*
» *gorge , & le dernier de maux de cœur.* Je fus à
» l'inftant chez l'épicier , prendre trois demi-fetiers
» de vinaigre , que je mis dans une pareille quan-
» tité d'eau ; je le répandis fur le pavé & fur la
» terre : j'en verfai fur les mains de ces deux hom-
» mes , & leur en fit refpirer , *ce qui les mit ,*
» *deux minuttes après, en état de continuer leur*
» *befogne.* Comme ils continuoient à relever le
» pavé , je fus derechef chercher une chopine de
» vinaigne , que je jetai , comme j'avois fait, fur le
» nouveau pavé & fur la terre. Les maifons adjacentes,
» & fur tout les boutiques , *étoient infectées de cette*
» *odeur , qui ceffa après mon opération :* ce qui
» m'attira beaucoup de remercîments , que je reçus ,
» non pour moi ; mais pour M. *Janin* , qui a mis ,

» Monsieur, vo: officiers à portée de rendre *des fer-*
» *vices à l'humanité.*

Signé Fieville , inspecteur de police.

Voilà une moffette qui a été détruite dans un instant,
par le moyen du vinaigre ; *car la présence de la
moffette* , dit M. *Gardane* , se manifeste *par le picotte-
ment des yeux , le resserrement de la poitrine & du gosier.*

La mauvaise odeur est donc méphitique ?

Voici de nouveaux faits, qui démontrent, sans
réplique , que cet acide est le vainqueur du plus haut
degré du méphitisme. *On reconnoît la présence du
méphitisme , dit la société de médecine, lorsque la
lumiere s'y éteint.*

» Je soussigné , maître en pharmacie de la ville
» de Lyon , certifie qu'il y a quatre mois, un cadavre
» fut inhumé dans un caveau, situé dans le chœur
» de l'église de St. Benoît : ce caveau a été ouvert, il y
» a quinze jours, pour y descendre un autre corps ;
» les religieuses qui se présenterent pour y descendre ,
» avoient chacune un cierge allumé à la main ; à
» peine furent-elles à l'entrée du caveau, *que toutes*
» *les lumieres furent éteintes* ; on les ralluma, *elles*
» *s'éteignirent de nouveau ;* on lia quatre cierges
» ensemble, *les lumieres, quoique réunies ne résiste-*
» *rent pas mieux à la vapeur méphitique* : enfin , un
» gros flambeau s'y éteignit de même. *L'odeur qui*
» *s'exhaloit de ce caveau , étoit des plus fétides :*
» il y avoit à craindre quelque fâcheux événement ,
» *sur-tout après l'extinction des lumieres.* Etant pré-
» sent , il etoit du devoir de mon ministere d'y re-

Cathéchis.
sur les axph.
p. 15.

Pref. de
son premier
vol. p. xxij.

» médier , & de prévenir tout accident. En confé-
» quence , je mis en pratique la découverte de
» M. *Janin ;* je verfai dans ce caveau du vinaigre ,
» en l'afpergeant : *dans l'inftant , l'odeur infecte fut*
» *anéantie.* Alors on y préfenta de nouvelles lumieres ,
» *qui ne fouffrirent plus d'altération , même au fond*
» *du caveau :* ce qui détermina plufieurs religieufes
» à y defcendre ; *elles n'y furent du tout pas incom-*
» *modées , cependant elles y féjournerent un affez*
» *long efpace de temps , puifqu'elles déshabillerent la*
» *défunte & la mirent dans fon fuaire , ainfi qu'il*
» *eft d'ufage dans ce monaftere.*

» J'attefte encore qu'une perfonne , peu de temps après
» qu'elle eut expiré , des fuites d'une fievre maligne ,
» fon cadavre répandoit *une odeur fi horrible ,* qu'on
» ne pouvoit refter ni dans la chambre où il étoit ,
» ni dans les appartements voifins , *fans s'y trouver*
» *très - incommodé.* Je fis mettre du vinaigre en
» évaporation , & en fis répandre fur le corps infect ;
» *Dès-lors la vapeur méphitique ceffa d'altérer l'air*
» *environnant ,* & ne fe renouvella point pendant les
» vingt-quatre heures qui précéderent l'enterrement.
» Le tout contenant vérité , j'ai cédé la préfente
» déclaration à M. *Janin ,* pour lui fervir & valoir
» ainfi que de raifon. A Lyon , ce 28 août 1782.

Signé COUZE.

Nous fouffignées , après avoir pris lecture du cer-
» tificat qui a été remis à M. *Janin de Combe*
» *Blanche ,* par M. *Couze ,* notre apothicaire , en
» date du 28 août de l'année derniere , déclarons &
» atteftons que l'expofé qu'a fait M. *Couze* de l'évé-

» nement arrivé dans notre caveau fépulcral, eft
» conforme à la vérité. Nous ajoutons que, *depuis
cette heureufe expérience du vinaigre, nous avons
répandu de cet acide dans ledit caveau toutes les
fois qu'on l'a r'ouvert, & qu'il a produit conftam-
ment les mêmes bons effets, en détruifant la mauvaife odeur. Depuis cette époque, les lumieres ne
s'y font plus éteintes, & aucune de nos religieufes qui y font defcendues, n'a été incommodée.*
» Nous devons à M. *Janin*, par reconnoiffance,
» ce témoignage du fuccès de fa découverte, en
» foi de ce. A Lyon, dans notre monaftere de faint
» Benoît, le 30 octobre 1783.

Signées, Sœur ANNE TROLLIER DE MESSIMIEUX,
fous-prieure de St. Benoît ; fœur St. JEROME GERMAIN,
doyenne ; fœur St. ANTOINE DUFRENE ; difcrette ;
fœur Ste. HELENE GIRARDON, difcrette ; fœur Ste.
FELICITE TROLLIER, difcrette ; fœur Ste. GERTRUDE
RENAUD.

Le vinaigre a fait ceffer dans un inftant la moffete
d'un pavé relevé, d'un tombeau, les exhalaifons
infectes d'un cadavre ; *ce que n'ont pu faire la chaux
en poudre, le feu, ni une muraille élevée en contre
mur.* Voilà des faits péremptoires, qui prouvent que
le vinaigre eft l'antiméphitique par excellence. Qui
ofera foutenir maintenant que cet acide ne détruit
pas le méphitifme ? Si quelqu'un l'ofe, je lui deman-
derai, qu'eft-ce que le méphitifme ? Tous les phyfi-
ciens répondent, que c'eft une vapeur dangereufe à
refpirer, qu'elle tue les hommes & les animaux ;
qu'elle éteint les lumieres. Eh bien ! je viens de prou-

ver , par un grand nombre d'autorités , par des faits
bien avérés ; par vos expériences , & celles de M. *La-*
voifier, que l'alkali volatil putride produit tous ces
funeftes effets , & que la chaux le développe plus abondamment au point de caufer des accidents ; & lorfque
je neutralife ce fel volatil avec le vinaigre , vous
prétendez que c'eft ce qui en a *impofé* aux commiffaires
que le miniftre avoit nommés pour vérifier mes fuccès.
Mais cet alkali putride en a-t-il impofé aux lumieres
qui s'y font éteintes ? en a-t-il impofé aux oifeaux &
au chat que vous y avez fait périr ? en a-t-il impofé
aux fix vuidangeurs qui furent afphyxiés pendant vos
expériences de 1778 ? enfin , en a - t - il impofé aux
quatre ouvriers qui font morts dans l'égoût de la porte
Saint-Antoine , & aux maçons de la rue des Gravilliers , fans compter ceux qui en ont été malades ?
Certainement les organes de mes premiers commiffaires étoient bien auffi délicats & auffi fenfibles que
ceux de ces onze victimes de l'alkali putride : car
avant que d'attefter mes fuccès , ces hommes illuftres ,
animés par le zèle que leur infpiroit l'humanité , ont
vérifié à chacune de mes expériences l'influence de
l'alkali volatil fétide fur leur odorat ; pouvoient-ils fe
refufer à l'évidence , lorfqu'ils ont reconnu que le
vinaigre avoit réellement détruit le piquant & la puanteur des latrines ? Vous - même avez fait imprimer
dans votre critique que le vinaigre neutralife l'alkali
volatil des foffes. Vous convenez donc de mes fuccès ?
Je prends acte de votre déclaration. L'académie & autres
favants , m'ayant fourni des preuves , ainfi que vous ,
que la *mauvaife odeur n'eft due qu'a l'alkali volatil ;*
il fuit de là qu'on ne peut neutralifer la caufe , fans

détruire l'effet. Je conclus, avec le docteur *Piessch*, que la putréfaction ne produît que des *sels volatils alkalis*. C'est là, dit-il, *une chose toute décidée, & qui n'a plus besoin de preuves.*

Je présume que ma réponse à votre premier chef d'accusation, & à celle de M. *Lavoisier*, est plus que suffisante ; les preuves contre vous sont abondantes, elles sont étayées pas des faits nombreux, par des accidents causés, non par un gas acide ; mais par l'alkali volatil, bien constaté par vos expériences & celles de M. *Lavoisier*, en employant un alkali caustique, qui bien loin de neutralifer ce gas, l'a développé d'après son propre aveu & le vôtre, & a porté atteinte aux vuidangeurs, en leur caufant la mitte, l'afphyxie, la mort. Que de preuves du non succès de M. *Cadet*! Malgré cela, fes commiffaires lui ont été favorables.

Les bornes d'une lettre ne me permettent pas de donner ici la réponse à vos deux autres chefs d'accusation. Je ne perdrai pas de vue cet objet, ce qui me fournira l'occasion de m'occuper plus long-temps de vous, Monfieur, & fur-rout du bien public que cette difcuffion intéreffe plus particuliérement. Je fuis,

JANIN, auteur de l'antiméphitique.

Lyon, ce 30 octobre 1783.

9 782329 602219